Las mejores recetas de la dieta mediterránea

El recetario para restaurar tu metabolismo y cambiar tus hábitos alimentarios

Índice de Contenidos

Introducción

La dieta mediterránea no excluye explícitamente ningún grupo de alimentos; simplemente promueve mejores elecciones de alimentos, como la sustitución de las grasas malas por las buenas, la carne roja por el marisco, y así sucesivamente. Promueve alimentos que se acercan lo más posible a su estado natural. La dieta mediterránea es una de las dietas más fáciles de seguir, así como una de las mejores dietas para una amplia gama de enfermedades crónicas. Se ha demostrado que reduce el riesgo de diabetes, enfermedades cardiovasculares y cáncer. La dieta mediterránea puede ayudarte a perder los kilos no deseados y a retrasar el proceso de envejecimiento entre cinco y diez años. Pero lo que hace que los hábitos alimentarios de los italianos y los griegos sean un plan dietético tan genial es que no se trata sólo de comida; ¡es todo un estilo de vida! A lo largo de las décadas, la dieta mediterránea ha experimentado un lento ascenso en el mundo occidental. Muchos países de Occidente tardaron en adoptarla, pero una vez que lo hicieron, se dieron cuenta de que habían descubierto la clave del Elixir de la Vida. La dieta mediterránea no sólo ayudó a la gente a contar con una dieta sana y saludable, sino que les ayudó a perder peso, a potenciar su sistema inmunológico, a mejorar su vitalidad e incluso contribuyó a tener una piel sana. En otras palabras, la dieta mediterránea ayudó a la gente a sentirse bien y a tener un buen aspecto. Esta combinación de beneficios cambió la percepción de las personas sobre lo que debían comer y cuestionó sus hábitos alimenticios.

Por ejemplo, muchas personas suelen Salarse el desayuno porque creen que comer por la mañana añade más peso a su cuerpo. Sin embargo, la dieta mediterránea no se Sala el desayuno. Al contrario, considera que el desayuno es la comida más importante del día. Los países que apostaron por la dieta mediterránea vieron sus beneficios mucho antes de que se realizara ninguna investigación científica. No contaban con ninguna investigación que les guiara hacia un patrón alimentario o un contenido alimenticio concreto. Esencialmente, la dieta se ha ido perfeccionando a lo largo de los milenios, a medida que se introducían nuevos métodos de cocción. Pero la adherencia a una forma saludable de la dieta se mantuvo, sin importar la antigüedad de la misma.

Todo se reduce a lo que comemos, cuándo lo comemos y en qué cantidades. La dieta mediterránea es la dieta tradicional de los pueblos de la zona mediterránea. Se ha demostrado que es más saludable que las típicas dietas americanas y británicas. Esta dieta contiene mucha fruta fresca, verduras y pescado. También permite el consumo de cereales integrales en lugar de arroz blanco refinado como en otras dietas. La dieta mediterránea se considera un patrón dietético de bajo índice glucémico, lo que significa que no aumentará tus niveles de azúcar en la sangre. Contiene muchas vitaminas y minerales que ayudan a mantener un corazón sano y un sistema inmunitario fuerte.

Este libro ha sido escrito específicamente para las personas que quieren iniciarse en esta saludable forma de comer. ¡Te enseñará cómo la dieta mediterránea puede cambiar tu vida para siempre!

Durante siglos, la gente ha ido reduciendo los alimentos poco saludables y añadiendo más alimentos sanos a su dieta. Sin embargo, por alguna razón, este buen hábito parece haberse detenido incluso antes de empezar. Ya no será así. En "Preparación de Comidas de la Dieta Mediterránea", aprenderás los secretos para perder grasa abdominal: y conseguir que tu cuerpo esté en mejor forma.

Este libro te mostrará cómo puedes:

Mejorar tu salud con nuevas opciones alimenticias. Conseguir más energía.

Perder grasa abdominal: sin hacer dieta; aprovechando los métodos de preparación de comidas caseras. Encontrar alternativas saludables a los dulces tradicionales. Obtener los nutrientes adecuados.

La mediterránea podría considerarse una planta decorativa y hermosa. En la región mediterránea hay muchas palmeras que dan a la zona un aire de complejo turístico. Sin embargo, esta planta ha ganado popularidad en los últimos años porque tiene varios beneficios para la salud. Esta dieta hace hincapié en los alimentos frescos, enteros, no procesados y mínimamente alterados. Entre los beneficios de comer al estilo mediterráneo se encuentra un menor riesgo de enfermedades cardíacas, cáncer, derrames cerebrales, depresión, obesidad y diabetes.

Capítulo 1. Cómo Funciona la Dieta Mediterránea y Sus Beneficios

La dieta mediterránea ganó popularidad en el ámbito médico por sus beneficios comprobados para la salud del corazón. Sin embargo, muchas investigaciones han demostrado que la dieta mediterránea puede tener una lista mucho más larga de beneficios para la salud que van más allá del corazón. A continuación, repasaremos sólo algunas de las muchas mejoras que puede experimentar tu salud cuando empieces a seguir la dieta mediterránea.

Salud del Corazón y Reducción de Riesgo de Ataque Cerebrovascular

La salud del corazón depende en gran medida de la alimentación. Mantener niveles saludables de buen colesterol, presión arterial, azúcar en la sangre y mantenerse dentro de un peso saludable tiene como resultado una salud cardíaca óptima. La alimentación afecta directamente a cada uno de estos componentes. A las personas con mayor riesgo se les suele aconsejar que empiecen a seguir una dieta baja en grasas. Una dieta baja en grasas elimina todas las grasas, incluidas las procedentes de aceites, frutos secos y carnes rojas. Los estudios han demostrado que la dieta mediterránea, que incluye grasas saludables, es más eficaz para reducir los riesgos cardiovasculares que una dieta estándar baja en grasas (con carnes rojas procesadas, 2019). Esto se debe a que las grasas insaturadas que se consumen en la dieta mediterránea no sólo reducen los niveles de colesterol malo, sino que también aumentan los niveles de colesterol bueno.

La dieta mediterránea también hace hincapié en la importancia del ejercicio diario y la reducción del estrés disfrutando de tiempo de calidad con los amigos y la familia. Cada uno de estos elementos, junto con la ingesta de más alimentos de origen vegetal, mejora significativamente la salud del corazón y reduce el riesgo de muchas enfermedades relacionadas con el mismo. Al aumentar la ingesta de frutas y verduras frescas y añadir actividades diarias, no sólo se mejora la salud del corazón, sino también la salud en general.

Reduce la Debilidad Muscular y Ósea Asociada a la Edad

Llevar una dieta equilibrada que te proporcione una amplia gama de vitaminas y minerales es esencial para reducir la debilidad muscular y la degradación de los huesos. Esto es especialmente importante a medida que envejeces. Las lesiones relacionadas con accidentes, como tropezarse, caerse o resbalarse al caminar, pueden causar lesiones graves. A medida que envejeces, esto se convierte en una preocupación aún mayor, ya que algunas simples caídas pueden ser mortales. Muchos accidentes se producen por el debilitamiento de la masa muscular y la pérdida de densidad ósea. Las mujeres, especialmente las que están entrando en la fase menopáusica de su vida, corren un mayor riesgo de sufrir lesiones graves por caídas accidentales porque los niveles de estrógeno disminuyen considerablemente en esta época. Esta disminución de estrógenos provoca una pérdida de masa ósea y muscular. La disminución de estrógenos también puede provocar un adelgazamiento de los huesos que, con el tiempo, se convierte en osteoporosis.

Mantener una masa ósea y una agilidad muscular saludables a medida que se envejece puede ser un reto. Cuando no se obtienen los nutrientes adecuados para promover la salud de los huesos y los músculos, aumenta el riesgo de desarrollar osteoporosis. La dieta mediterránea te ofrece una forma sencilla de satisfacer las necesidades alimenticias necesarias para mejorar el funcionamiento de los huesos y los músculos.

Los antioxidantes, las vitaminas C y K, los carotenoides, el magnesio, el potasio y los fitoestrógenos son minerales y nutrientes esenciales para una óptima salud musculoesquelética. Los alimentos de origen vegetal, las grasas insaturadas y los cereales integrales ayudan a proporcionar el equilibrio necesario de nutrientes que mantienen sanos los huesos y los músculos. Seguir una dieta mediterránea puede mejorar y reducir la pérdida de masa ósea a medida que envejeces.

La dieta occidental consta de muchos alimentos que aumentan el riesgo de padecer Alzheimer, como la carne procesada, los cereales refinados, como el pan blanco y la pasta, y el azúcar añadido. Los alimentos que contienen dáctilo, que es una sustancia química utilizada habitualmente en el proceso de refinamiento, aumentan la acumulación de placa beta-amiloide en el cerebro. Las palomitas de maíz de microondas, la margarina y la mantequilla son algunos de los alimentos más consumidos que contienen esta sustancia química dañina. No es de extrañar que el Alzheimer se esté convirtiendo en una de las principales causas de muerte entre los estadounidenses.

La dieta mediterránea, por el contrario, incluye una amplia gama de alimentos que se ha demostrado que potencian la memoria y ralentizan el deterioro cognitivo. Las verduras de hoja oscura, las bayas frescas, el aceite de oliva extra virgen y el pescado fresco contienen vitaminas y minerales que potencian el cerebro y pueden mejorar tu salud. La dieta mediterránea puede ayudarte a realizar los cambios necesarios en tu alimentación y en tu estilo de vida que pueden disminuir en gran medida el riesgo de padecer Alzheimer.

La dieta mediterránea fomenta la mejora tanto de la alimentación como de la actividad física. Estos dos componentes son los factores más importantes que te ayudarán a controlar los síntomas de la diabetes y a reducir el riesgo de desarrollar la enfermedad.

Beneficios Adicionales

Aparte de los importantes beneficios para el corazón y el cerebro, la dieta mediterránea puede mejorar significativamente muchos otros factores claves de tu vida. Dado que la dieta mediterránea se centra en comer de forma saludable, hacer ejercicio y relacionarse con los demás, podrás ver mejoras en tu salud mental y física, y a menudo sentirás que estás viviendo una vida más satisfactoria.

Longevidad

La dieta mediterránea ayuda a reducir el riesgo de muchos problemas de salud. Sus beneficios para la salud del corazón, el cerebro y el estado de ánimo se traducen en una vida más larga y agradable. Cuando se elimina el riesgo de desarrollar ciertas afecciones como las enfermedades cardiovasculares, la diabetes y la demencia, se aumenta la duración de la vida. Pero la eliminación de estos riesgos para la salud no es la única causa del aumento de la longevidad con la dieta mediterránea. El aumento de la actividad física y la profunda conexión social también actúan de forma significativa para vivir una vida más larga.

Energía

Seguir una dieta mediterránea se centra en dar energía al cuerpo. Otras dietas solo se centran en llenar el cuerpo, y a menudo lo hacen con calorías vacías. Cuando tu cuerpo recibe los nutrientes que necesita, puede funcionar correctamente y esto hace que te sientas con más energía a lo largo del día. No necesitarás depender de bebidas azucaradas, exceso de cafeína o barritas energéticas llenas de azúcar para ponerte en marcha y seguir adelante. Te sentirás menos pesado después de comer y esto se traduce en que podrás alcanzar mayores niveles de producción.

Piel Limpia

Una piel sana empieza desde dentro hacia fuera. Si le proporcionas a tu cuerpo alimentos sanos, esto se reflejará en tu piel. Los antioxidantes del aceite de oliva extra virgen son suficientes para mantener una piel joven y sana. Pero la dieta mediterránea incluye muchas frutas y verduras frescas repletas de antioxidantes. Estos antioxidantes ayudan a reparar las células dañadas del cuerpo y promueven el crecimiento de células sanas. Comer una variedad de grasas saludables también mantiene la piel elástica y puede protegerla del envejecimiento prematuro.

Dormir Mejor

El azúcar y la cafeína pueden provocar importantes alteraciones del sueño. Además, otros alimentos, como los procesados, pueden dificultar la conciliación del sueño. Cuando se consumen los alimentos adecuados, se puede observar un cambio en los patrones de sueño. Tu cuerpo querrá descansar para recuperarse y absorber adecuadamente las vitaminas y minerales consumidos a lo largo del día. Tu cerebro podrá pasar al modo de sueño con facilidad porque ha recibido las vitaminas que necesita para poder funcionar correctamente. Si duermes lo suficiente, tendrás más energía al día siguiente y esto también puede mejorar significativamente tu estado de ánimo. La dieta mediterránea aumenta el consumo de alimentos ricos en nutrientes y evita el exceso de azúcar y los alimentos procesados, que son conocidos por causar problemas de sueño.

Además, la dieta mediterránea te permite mantener un peso saludable, lo que reduce el riesgo de desarrollar trastornos del sueño como la apnea del sueño. La apnea del sueño es común en individuos con sobrepeso y obesidad. Hace que las vías respiratorias se bloqueen, dificultando la respiración. Esto hace que no ingieras suficiente oxígeno cuando duermes, lo que puede provocar que te despiertes repentinamente y con frecuencia a lo largo de la noche.

Protege del Cáncer

Muchos alimentos de origen vegetal, especialmente los de los grupos de color amarillo y naranja, contienen agentes que combaten el cáncer. El aumento de los antioxidantes que se consumen al comer frutas y verduras frescas, así como cereales integrales, puede ayudar a proteger las células del cuerpo para que no se conviertan en células cancerígenas. Beber un vaso de vino tinto también te proporciona compuestos que combaten el cáncer.

Mantener un Peso Saludable

En la dieta mediterránea, se consumen principalmente alimentos enteros y frescos. Comer más alimentos ricos en vitaminas, minerales y nutrientes es esencial para mantener un peso saludable. La dieta es fácil de seguir y no hay restricciones calóricas que deban respetarse estrictamente. Esto hace que sea un plan altamente sostenible para aquellos que quieran perder peso o mantener un peso saludable. Hay que tener en cuenta que no se trata de una opción para perder peso rápidamente. Es una dieta con un estilo de vida que te permitirá mantener una salud óptima durante años, no sólo durante unos meses.

Capítulo 2. Desayuno

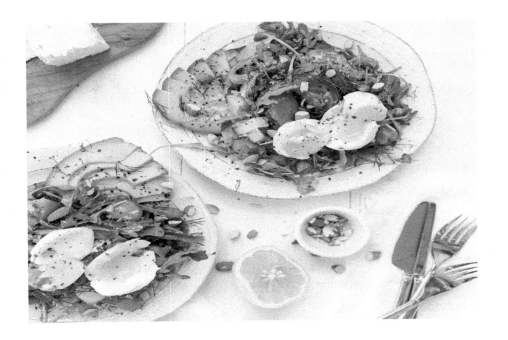

El Jugo Verde de Jolene

Tiempo de Preparación: 15 minutos

Tiempo de Cocción: Ninguno.

Porciones: 3

Ingredientes:

- 3 tazas de verduras de hoja oscura
- 1 pepino
- 1/4 de taza de hojas de perejil italiano fresco
- 1/4 de piña, cortada en trozos
- 1/2 manzana verde
- 1/2 naranja
- 1/2 limón
- Una pizca de jengibre fresco rallado

Instrucciones:

1. Utilizando un exprimidor, pasar las verduras, el pepino, el perejil, la piña, la manzana, la naranja, el limón y el jengibre por él, verter en una taza grande y servir.

Nutrición:

- Calorías: 108
- Proteínas: 11 g
- Carbohidratos Totales: 29 g
- Grasa Total: 2 g
- Sodio: 119 mg

Batido de Chocolate y Banana

Tiempo de Preparación: 5 minutos

Tiempo de Cocción: Ninguno

Porciones: 3

Ingredientes:

- 2 bananas, peladas
- 1 taza de leche de almendras sin azúcar
- 1 taza de hielo picado
- 3 cucharadas de cacao en polvo sin azúcar
- 3 cucharadas de miel

Instrucciones:

1. En una licuadora, mezclar las bananas, la leche de almendras, el hielo, el cacao en polvo y la miel. Mezclar hasta que no haya grumos.

Nutrición:

- Calorías: 219
- Proteínas: 2 g
- Carbohidratos Totales: 57 g
- Sodio: 4 mg

Batido de Frutas

Tiempo de Preparación: 5 minutos

Tiempo de Cocción: Ninguno

Porciones: 2

Ingredientes:

- 2 tazas de arándanos (o cualquier fruta fresca o congelada, cortada en trozos si la fruta es grande)

- 2 tazas de leche de almendras sin azúcar

- 1 taza de hielo picado

- - 1/2 cucharadita de jengibre molido (u otra especia seca molida como cúrcuma, canela o nuez moscada)

Instrucciones:

1. 1.   En una licuadora, mezclar los arándanos, la leche de almendras, el hielo y el jengibre. Mezclar hasta que no haya grumos.

Nutrición:

- Calorías: 125
- Proteínas: 2 g
- Carbohidratos Totales: 23 g
- Fibra: 5 g
- Grasa Total: 4 g
- Grasa Saturada: 1 g
- Sodio: 181 mg

Parfait de Bayas y Yogurt

Tiempo de Preparación: 5 minutos

Tiempo de Cocción: Ninguno

Porciones: 2

Ingredientes:

- 1 taza de frambuesas
- 1/2 taza de yogurt griego natural sin azúcar
- 1 taza de moras
- 1/4 de taza de nueces picadas

Instrucciones:

1. En 2 tazones, colocar en capas las frambuesas, el yogurt y las moras. Aderezar con las nueces.

Nutrición:

- Calorías: 290
- Proteínas: 29 g
- Carbohidratos Totales: 27 g
- Fibra: 10 g
- Sodio: 92 mg

Yogurt con Arándanos, Miel y Menta

Tiempo de Preparación: 5 minutos

Tiempo de Cocción: Ninguno

Porciones: 2

Ingredientes:

- 2 tazas de yogurt griego natural sin azúcar

- 1 taza de arándanos

- 3 cucharadas de miel

- 2 cucharadas de hojas de menta fresca picadas

Instrucciones:

1. Repartir el yogurt entre 2 tazones pequeños. Cubrir con los arándanos, la miel y la menta.

Nutrición:

- Calorías: 314

- Proteínas: 15 g

- Carbohidratos Totales: 54 g

- Fibra: 2 g

- Grasa Total: 3 g

- Grasa Saturada: 3 g

- Sodio: 175 mg

Capítulo 3. Almuerzo

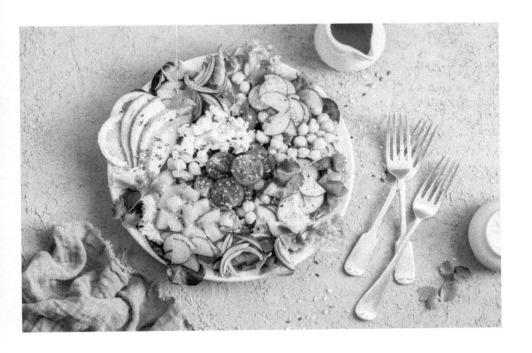

Sopa de Brócoli y Zanahorias

Tiempo de Preparación: 10 minutos

Tiempo de Cocción: 25 minutos

Porciones: 4

Ingredientes:

- 2 zanahorias peladas y ralladas
- 500 gramos de ramilletes de brócoli
- 1 cebolla amarilla picada
- 2 dientes de ajo picados
- 1 cucharada de aceite de oliva
- 1 cucharadita de chile en polvo
- 4 tazas de caldo de verduras
- 1 cucharadita de jengibre rallado
- Jugo de 1 lima
- Una pizca de sal y pimienta negra
- 1 cucharada de perejil picado

Instrucciones:

1. Calentar una olla con el aceite a fuego medio; añadir la cebolla y el ajo y saltear durante 5 minutos.

2. Añadir las zanahorias, el brócoli y los demás ingredientes, revolver, llevar a fuego lento y cocinar a fuego medio durante 20 minutos más.

3. Dividir la sopa en tazones y servir.

Nutrición:

- Calorías: 108

- Grasa: 6.1 g

- Fibra: 4.6 g

- Carbohidratos: 16.4 g

- Proteínas: 4 g

Sopa de Tomate

Tiempo de Preparación: 5 minutos

Tiempo de Cocción: 25 minutos

Porciones: 4

Ingredientes:

- 1 cebolla amarilla picada

- 2 cucharadas de aceite de oliva

- 2 dientes de ajo picados

- 500 gramos de tomates, cortados en cubos

- 2 cucharaditas de cúrcuma en polvo

- 1/4 cucharadita de cardamomo en polvo

- 5 tazas de caldo de verduras

- Una pizca de sal y pimienta negra

- 200 gramos de espinacas pequeñas

- 2 cucharaditas de jugo de lima

Instrucciones:

1. Calentar en una olla el aceite a fuego medio; la cebolla y el ajo y saltear durante 5 minutos.

2. Añadir los tomates y los demás ingredientes, revolver y cocer a fuego medio durante 20 minutos más, verter en tazones y servir.

Nutrición:

- Calorías: 123

- Grasa: 10.1 g

- Fibra: 3.3 g

- Carbohidratos: 13.3 g

- Proteínas: 2.8 g

Tazones de Atún

Tiempo de Preparación: 10 minutos

Tiempo de Cocción: 25 minutos

Porciones: 4

Ingredientes:

- 2 tazas de quinoa cocida
- 1/2 taza de puré de tomate
- 200 gramos de atún ahumado, deshuesado y desmenuzado
- 1 cebolla amarilla picada
- 1 cucharada de aceite de oliva
- 1 cucharadita de pimentón dulce
- 2 cucharaditas de cúrcuma en polvo
- Una pizca de sal y pimienta negra
- 1 cucharada de cebolleta picada

Instrucciones:

1. Calentar el aceite y añadir la cebolla y saltear durante 5 minutos.

2. Añadir la quinoa, el atún y el resto de los ingredientes, mezclar, cocinar durante 20 minutos más, dividir en tazones y servir.

Nutrición:

- Calorías: 411
- Grasa: 10.7 g
- Fibra: 7.6 g
- Carbohidratos: 61 g; Proteínas: 18.7 g

Mezcla de Truchas al Limón

Tiempo de Preparación: 5 minutos

Tiempo de Cocción: 25 minutos

Porciones: 4

Ingredientes:

- 4 filetes de trucha, sin espinas
- 2 cebolletas picadas
- 1 taza de floretes de coliflor
- 2 cucharadas de aceite de aguacate
- 2 dientes de ajo picados
- Una pizca de sal y pimienta negra
- Jugo de 1/2 limón

Instrucciones:

1. En un sartén para asar, combinar los filetes de trucha con las cebolletas y los demás ingredientes, y hornear durante 25 minutos.

2. Dividir toda la mezcla entre los platos y servir.

Nutrición:

- Calorías: 141
- Grasa: 6.3 g
- Fibra: 1.2 g
- Carbohidratos: 3 g
- Proteínas: 17.4 g

Pollo al Romero y Lima

Tiempo de Preparación: 10 minutos

Tiempo de Cocción: 45 minutos

Porciones: 4

Ingredientes:

- 2 pechugas de pollo sin piel, deshuesadas y cortadas por la mitad
- 2 chalotas picadas
- 2 dientes de ajo picados
- 2 cucharadas de aceite de oliva
- 1 cucharada de jugo de lima
- 1 cucharada de perejil picado
- 1 cucharada de romero picado
- 1 cucharada de albahaca picada

Instrucciones:

1. En una bandeja para asar, combinar las pechugas de pollo con el ajo, las chalotas y los demás ingredientes, mezclar suavemente y hornear a 360°F durante 45 minutos.

2. Dividir toda la mezcla en platos y servir para comer.

Nutrición:

- Calorías: 202

- Grasa: 12.4 g

- Fibra: 0.4 g

- Carbohidratos: 2 g; Proteínas: 20.6 g

Trucha y Espárragos

Tiempo de Preparación: 5 minutos

Tiempo de Cocción: 20 minutos

Porciones: 4

Ingredientes:

- 4 filetes de trucha, sin espinas
- 1 cebolla amarilla picada
- 2 cucharadas de aceite de oliva
- 1 puñado de espárragos, cortados por la mitad y recortados
- 3 cucharadas de vinagre balsámico
- 1 cucharada de mostaza
- 1 diente de ajo picado
- 1 cucharada de cebolleta
- Sal y pimienta

Instrucciones:

1. Calentar el aceite, añadir la cebolla y los espárragos y saltear durante 3 minutos.
2. Colocar el pescado y dorarlo por ambos lados.
3. Añadir el resto de los ingredientes, hornear todo a 360°F durante 13 minutos más, dividir todo entre los platos y servir para el almuerzo.

Nutrición:

- Calorías: 266

- Grasa: 11 g

- Fibra: 6 g

- Carbohidratos: 14.2 g

- Proteínas: 9 g

Capítulo 4. Cena

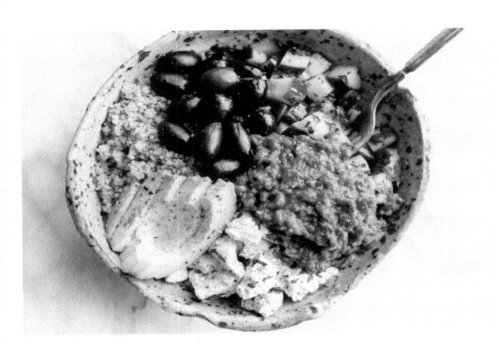

Tilapia con Gouda Ahumado

Tiempo de Preparación: 5 minutos

Tiempo de Cocción: 40 minutos

Porciones: 6

Ingredientes:

- 1 chalota

- 1 taza de caldo de pescado

- 2 nabos

- 1 puerro

- 3 dientes de ajo

- 125 gramos de tilapia

- 6 tomates de tamaño medio

- 1/4 puñado de perejil

- 1/4 taza de vino tinto

- 1 cucharadita de aceite de oliva

- 200 gramos de gouda ahumado

Instrucciones:

1. Lavar y enjuagar el pescado en agua helada. Cortar todos los tomates en cubos; quitar la capa de los nabos. Cortar el puerro en rodajas, picar toda la chalota y el ajo, cortar el perejil y rallar el queso.

2. Poner aceite de oliva dentro de la bandeja de horno, colocar la chalota, el ajo, el pescado y el nabo. Añadir el vino y el caldo, hornear también durante 30 minutos.

3. Abrir la tapa y añadir el queso y los tomates. Volver a meterlo en el horno hasta que el queso se haya derretido. Ya está listo para ser servido.

Nutrición:

- Calorías: 100

- Carbohidratos: 52 g

- Grasa: 2 g

- Proteínas: 20 g

Sopa de Coliflor con Semillas

Tiempo de Preparación: 10 minutos

Tiempo de Cocción: 20 minutos

Porciones: 4

Ingredientes:

- 2 tazas de coliflor
- 1 cucharada de semillas de calabaza
- 1 cucharada de semillas de chía
- 1/2 cucharadita de sal
- 1 cucharadita de mantequilla
- 1/4 cebolla blanca, cortada en cubos
- 1/2 taza de crema de coco
- 1 taza de agua
- 120 gramos de parmesano rallado
- 1 cucharadita de pimentón
- 1 cucharada de cilantro seco

Instrucciones:

1. Trocear la coliflor y ponerla en la cacerola.

2. Añadir la sal, la mantequilla, la cebolla picada, el pimentón y el cilantro seco.

3. Cocinar la coliflor a fuego medio durante 5 minutos.

4. Luego añadir la crema de coco y el agua.

5. Cerrar la tapa y hervir la sopa durante 15 minutos.

6. Luego licuar la sopa con la ayuda de una batidora de mano.

7. Volver a hervir.

8. Añadir el queso rallado y mezclar bien.

9. Servir la sopa con un cucharón y cubrir cada tazón con semillas de calabaza y semillas de chía.

Nutrición:

- Calorías: 214

- Grasa: 16.4 g

- Fibra: 3.6 g

- Carbohidratos: 8.1 g

- Proteínas: 12.1 g

Espárragos Envueltos en Jamón Curado

Tiempo de Preparación: 15 minutos

Tiempo de Cocción: 20 minutos

Porciones: 6

Ingredientes:

- 1 kg de espárragos

- 500 gramos de jamón curado en lonchas

- 1 cucharada de mantequilla derretida

- 1/2 cucharadita de pimienta negra molida

- 4 cucharada de nata espesa

- 1 cucharada de jugo de limón

Instrucciones:

1. Cortar el jamón curado en tiras.

2. Envolver los espárragos en tiras de jamón curado y colocarlos en la bandeja.

3. Rociar las verduras con pimienta negra molida, nata espesa y jugo de limón. Añadir la mantequilla.

4. Precalentar el horno a 365°F.

5. Introducir la bandeja con los espárragos en el horno y cocinar durante 20 minutos.

6. Servir la comida cocinada sólo caliente.

Nutrición:

- Calorías: 138

- Grasa: 7.9 g

- Fibra: 3.2 g

- Carbohidratos: 6.9 g

- Proteínas: 11.5 g

Pimientos Rellenos

Tiempo de Preparación: 10 minutos

Tiempo de Cocción: 25 minutos

Porciones: 4

Ingredientes:

- 4 pimientos
- 1/2 taza carne molida
- 1 calabacín rallado
- 1 cebolla blanca, cortada en cubos
- 1/2 cucharadita de nuez moscada molida
- 1 cucharada de aceite de oliva
- 1 cucharadita de pimienta negra molida
- 1/2 cucharadita de sal
- 200 gramos de parmesano rallado

Instrucciones:

1. Cortar los pimientos por la mitad y quitar las semillas.
2. Colocar la carne molida en el sartén.
3. Añadir el calabacín rallado, la cebolla picada, la nuez moscada molida, el aceite de oliva, la pimienta negra molida y la sal.
4. Asar la mezcla durante 5 minutos.

5. Colocar las mitades de los pimientos en la bandeja.

6. Rellenar cada mitad de pimiento con la mezcla de carne molida y cubrir con parmesano rallado.

7. Cubrir la bandeja con papel aluminio y asegurar los bordes.

8. Cocinar los pimientos rellenos durante 20 minutos a 360°F.

Nutrición:

- Calorías: 241

- Grasa: 14.6 g

- Fibra: 3.4 g

- Carbohidratos: 11 g

- Proteínas: 18.6 g

Berenjenas Rellenas de Queso de Cabra

Tiempo de Preparación: 15 minutos

Tiempo de Cocción: 25 minutos

Porciones: 4

Ingredientes:

- 1 berenjena grande, recortada
- 1 tomate, triturado
- 1 diente de ajo cortado en cubos
- 1/2 cucharadita de pimienta negra molida
- 1/2 cucharadita de pimentón ahumado
- 1 taza de espinacas picadas
- 120 gramos de queso de cabra, desmenuzado
- 1 cucharadita de mantequilla
- 60 gramos de queso cheddar rallado

Instrucciones:

1. Cortar las berenjenas en mitades y luego cortar cada mitad en 2 partes.
2. Extraer la pulpa de las berenjenas para obtener láminas de berenjena.

3. Mezclar el tomate triturado, el ajo picado, la pimienta negra molida, el pimentón ahumado, las espinacas picadas, el queso de cabra desmenuzado y la mantequilla.

4. Rellenar las berenjenas con esta mezcla.

5. Cubrir cada lámina de berenjenas con queso cheddar rallado.

6. Poner las berenjenas en la bandeja.

7. Precalentar el horno a 365°F.

8. Colocar la bandeja con las berenjenas en el horno y cocinar durante 25 minutos.

Nutrición:

- Calorías: 229

- Grasa: 16 g

- Fibra: 4.6 g

- Carbohidratos: 9 g

- Proteínas: 13.8 g

Capítulo 5. Arroz y Cereales

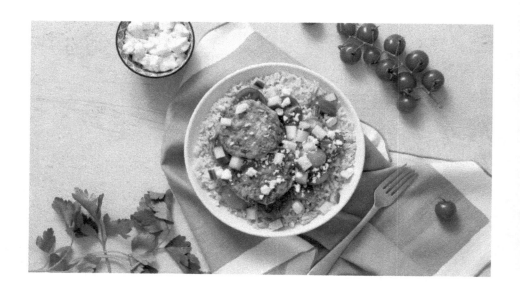

Congee de Arroz de Grano Largo y Pollo Vietnamita

Tiempo de Preparación: 10 minutos

Tiempo de Cocción: 18 minutos

Porciones: 4

Ingredientes:

- 1/8 taza de arroz jazmín sin cocer

- 1 pollo entero

- 3 trozos de raíz de jengibre fresco

- 1 tallo de citronela

- 1 cucharada de sal

- 1/4 taza de cilantro picado

- 1/8 taza de cebollín fresco picado

- Pimienta negra molida al gusto

- 1 lima, cortada en 8 cuartos

Instrucciones:

1. Colocar el pollo en una cacerola. Verter suficiente agua para cubrir el pollo. Mezclar el jengibre, la citronela y la sal; llevar a ebullición. Bajar el fuego, tapar y dejar cocer a fuego lento durante 1 hora u hora y media.

2. Filtrar el caldo y volver a ponerlo en una cacerola. Dejar que el pollo se enfríe, luego retirar los huesos y la piel y desmenuzarlos en trozos pequeños; dejar a un lado.

3. Añadir el arroz al caldo y llevar a ebullición. Poner el fuego a medio y cocinar durante 30 minutos, revolviendo de vez en cuando. Ajustar si es necesario con más agua o sal. El congee está hecho, pero aún puede cocinarse durante 45 minutos para obtener una mejor consistencia.

4. Verter el congee en tazones y añadir el pollo, el cilantro, el cebollín y la pimienta. Exprimir el jugo de lima al gusto.

Nutrición:

- Calorías: 642

- Grasa: 42.3 g

- Carbohidratos: 9.8 g

- Proteínas: 53 g

Sopa de Arroz Salvaje y Pollo Cremoso

Tiempo de Preparación: 5 minutos

Tiempo de Cocción: 18 minutos

Porciones: 8

Ingredientes:

- 4 tazas de caldo de pollo

- 2 tazas de agua

- 2 pechuga de pollo medio cocida y deshuesada, desmenuzada

- 1 paquete de arroz de grano largo de cocción rápida con un paquete de especias

- 1/2 cucharadita de sal

- 1/2 cucharadita de pimienta negra molida

- 3/4 taza de harina

- 1/2 taza de mantequilla

- 2 tazas de nata espesa

Instrucciones:

1. Combinar el caldo, el agua y el pollo en una cacerola grande a fuego medio. Llevar a ebullición; añadir el arroz y guardar el paquete de condimentos. Tapar y retirar del fuego.

2. Mezclar la harina con la sal y la pimienta. En un sartén de tamaño medio, derretir un poco de mantequilla a fuego medio. Incorporar el contenido de la bolsa de hierbas hasta que la

mezcla burbujee. Bajar el fuego y añadir la mezcla de harina a la cucharada para formar un roux. Incorporar la nata poco a poco hasta que se absorba por completo y quede suave. Hornear hasta que espese durante 5 minutos.

3. Añadir la mezcla de nata al caldo y al arroz—cocinar a fuego medio de 10 a 15 minutos.

Nutrición:

- Calorías: 462

- Grasa: 36.5 g

- Carbohidratos: 22.6 g

- Proteínas: 12 g

El Mejor Arroz Español

Tiempo de Preparación: 10 minutos

Tiempo de Cocción: 20 minutos

Porciones: 5

Ingredientes:

- 2 cucharadas de aceite

- 2 cucharadas de cebolla picada

- 1/2 tazas de arroz blanco sin cocer

- 2 tazas de caldo de pollo

- 1 taza de salsa con trozos

Instrucciones:

1. Calentar el aceite y añadir la cebolla y cocinarla hasta que esté tierna, unos 5 minutos.

2. Mezclar el arroz en un sartén, revolviendo a menudo. Cuando el arroz empiece a dorarse, añadir el caldo de pollo y la salsa. Bajar el fuego, tapar y cocer a fuego lento durante 20 minutos hasta que se absorba el líquido.

Nutrición:

- Calorías: 286
- Grasa: 6.2 g
- Carbohidratos: 50.9 g
- Proteínas: 5.7 g

Arroz Pilaf Clásico

Tiempo de Preparación: 10 minutos

Tiempo de Cocción: 20 minutos

Porciones: 6

Ingredientes:

- 2 cucharadas de mantequilla

- 2 cucharadas de aceite de oliva

- 1/2 cebolla picada

- 2 tazas de arroz blanco de grano largo

- 3 tazas de caldo de pollo

- 1/2 cucharaditas de sal

- 1 pizca de azafrán (opcional)

- 1/4 cucharadita de pimienta de cayena

Instrucciones:

1. Precalentar el horno.

2. Calentar la mantequilla hasta que alcance una forma líquida.

3. Colocar la mantequilla derretida y el aceite de oliva en una cacerola grande a fuego medio.

4. Añadir y cocinar la cebolla picada, revolviendo continuamente hasta que la cebolla tenga un color marrón claro, de 7 a 8 minutos. Retirar del fuego.

5. Combinar el arroz y la cebolla en una bandeja para hornear de 9x13 pulgadas en una bandeja del horno. Mezclar bien para cubrir el arroz.

6. Mezclar el caldo de pollo, la sal, el azafrán y la pimienta de cayena en un sartén.

7. Verter la mezcla de caldo de pollo sobre el arroz en la cazuela y mezclar. Verter la mezcla uniformemente sobre el fondo de la cazuela. Cubrir firmemente con papel aluminio resistente.

8. Hornear y sacar del horno y dejar tapado durante 10 minutos. Retirar el papel aluminio y revolver con un tenedor para separar los granos de arroz.

Nutrición:

- Calorías: 312

- Grasa: 9.1 g

- Carbohidratos: 51.7 g

- Proteínas: 5 g

Arroz Pilaf de Sarah

Tiempo de Preparación: 10 minutos

Tiempo de Cocción: 20 minutos

Porciones: 4

Ingredientes:

- 2 cucharadas de mantequilla
- 1/2 taza de orzo
- 1/2 taza de cebolla cortada en cubos
- 2 dientes de ajo finamente picados
- 1/2 taza de arroz blanco sin cocer
- 2 tazas de caldo de pollo

Instrucciones:

1. Disolver la mantequilla en un sartén. Hervir y mezclar la pasta orzo dorada.

2. Incorporar la cebolla y cocinarla hasta que esté transparente, luego agregar el ajo y cocinar durante 1 minuto.

3. Incorporar el arroz y el caldo de pollo. Bajar el fuego hasta que el arroz esté blando y el líquido se haya absorbido durante 20 a 25 minutos. Retirar del fuego y dejar reposar durante 5 minutos, y luego revolver con un tenedor.

Nutrición:

- Calorías: 244
- Carbohidratos: 40 g
- Proteínas: 5.9 g

Capítulo 6. Ensalada

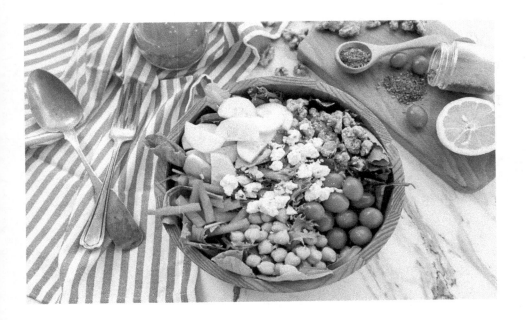

Ensalada de Lentejas y Salmón

Tiempo de Preparación: 25 minutos

Tiempo de Cocción: 25 minutos

Porciones: 4

Ingredientes:

- 2 tazas de caldo de verduras
- 1 lentejas verdes enjuagadas
- 1 cebolla roja picada
- 1/2 taza de perejil picado
- 120 gramos de salmón ahumado rallado
- 2 cucharadas de cilantro picado
- 1 pimiento rojo picado
- 1 limón, exprimido
- Sal y pimienta al gusto

Instrucciones:

1. Cocinar el caldo de verduras y las lentejas en una cacerola durante 15 a 20 minutos, a fuego lento. Comprobar que se ha absorbido todo el líquido y retirar del fuego.

2. Verter en una ensaladera y cubrir con pimiento rojo, perejil, cilantro y sal y pimienta (al gusto) y mezclar.

3. Mezclar con el jugo de limón y el salmón desmenuzado.

4. Esta ensalada debe servirse fresca.

Nutrición:

- Calorías: 260

- Grasa: 2 g

- Fibra: 8 g

- Carbohidratos: 17 g

- Proteínas: 11 g

Ensalada de Tomates con Pimientos

Tiempo de Preparación: 20 minutos

Tiempo de Cocción: 20 minutos

Porciones: 4

Ingredientes:

- 1 pimiento amarillo, descorazonado y cortado en cubos
- 4 pepinos, cortados en cubos
- 1 cebolla roja picada
- 1 cucharada de vinagre balsámico
- 2 cucharadas de aceite de oliva extra virgen
- 4 tomates cortados en cubos
- 2 pimientos rojos descorazonados y cortados en cubos
- 1 una pizca de copos de chile
- Sal y pimienta al gusto

Instrucciones:

1. Mezclar todos los ingredientes anteriores en una ensaladera, excepto la sal y la pimienta.

2. Sazonar con sal y pimienta al gusto y mezclar bien.

3. Comer mientras esté fresco.

Nutrición:

- Calorías: 260

- Grasa: 2 g

- Fibra: 8 g

- Carbohidratos: 17 g

- Proteínas: 11 g

Ensalada de Bulgur

Tiempo de Preparación: 20 minutos

Tiempo de Cocción: 30 minutos

Porciones: 4

Ingredientes:

- 2 tazas de caldo de verduras
- 2/3 taza de bulgur sin cocer
- 1 diente de ajo picado
- 1 taza de tomates cherry, cortados por la mitad
- 2 cucharadas de Almendras, en rodajas
- 1/4 taza, deshuesada y picada
- 1 cucharada de jugo de limón
- 500 gramos de espinacas pequeñas
- 1 pepino, cortado en cubos
- 1 cucharada de vinagre balsámico
- Sal y pimienta al gusto
- 2 cucharadas de semillas mixtas

Instrucciones:

1. Verter el caldo en la cacerola y calentar hasta que esté caliente, luego agregar el bulgur y cocinar hasta que el bulgur haya absorbido todo el caldo.

2. Colocar en una ensaladera y añadir el resto de los ingredientes, revolver bien.

3. Sazonar con sal y pimienta a tu gusto.

4. Servir y comer inmediatamente.

Nutrición:

- Calorías: 260

- Grasa: 2 g

- Fibra: 8 g

- Carbohidratos: 17 g

- Proteínas: 11 g

Ensalada de Atún Deliciosa

Tiempo de Preparación: 15 minutos

Tiempo de Cocción: 30 minutos

Porciones: 4

Ingredientes:

- 1/4 taza de aceitunas verdes en rodajas
- 1 lata de atún escurrido en agua
- 2 cucharadas de piñones
- 1 tarro de corazones de alcachofa, escurridos y picados
- 2 cucharadas de aceite de oliva extra virgen
- 1 jugo de limón
- 2 hojas de rúcula
- 1 cucharada de mostaza de Dijon
- Sal y pimienta al gusto

Instrucciones:

1. Mezclar la mostaza, el aceite y el jugo de limón en un tazón para hacer un aderezo. Combinar los corazones de alcachofa, el atún, las aceitunas verdes, la rúcula y los piñones en una ensaladera.

2. En una ensaladera aparte, mezclar el atún, la rúcula, los piñones, los corazones de alcachofa y el atún.

3. Verter la mezcla de aderezo sobre la ensalada y servirla fresca.

Nutrición:

- Calorías: 260

- Grasa: 3 g

- Fibra: 10 g

- Carbohidratos: 20 g

- Proteínas: 9 g

Ensalada Agridulce de Espinacas

Tiempo de Preparación: 15 minutos

Tiempo de Cocción: 30 minutos

Porciones: 4

Ingredientes:

- 2 cebollas rojas en rodajas
- 4 hojas de espinacas pequeñas
- 1/2 cucharadita de aceite de sésamo
- 2 cucharadas de vinagre de sidra de manzana
- 1 cucharadita de miel
- 2 cucharadas de semillas de sésamo
- Sal y pimienta al gusto

Instrucciones:

1. Mezclar la miel, el aceite de sésamo, el vinagre y las semillas de sésamo en un tazón pequeño para hacer un aderezo. Añadir sal y pimienta al gusto.

2. Juntar las cebollas rojas y las espinacas en una ensaladera.

3. Verter el aderezo sobre la ensalada y servirla mientras esté fría y fresca.

Nutrición:

- Calorías: 260
- Grasa: 3 g
- Fibra: 10 g
- Carbohidratos: 20 g; Proteínas: 9 g

Capítulo 7. Sopas

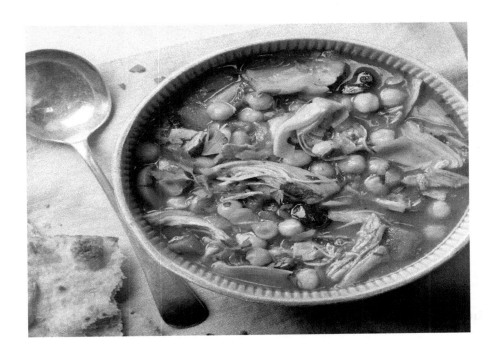

Sopa Italiana de Brócoli y Patatas

Tiempo de Preparación: 10 minutos

Tiempo de Cocción: 45 minutos

Porciones: 4

Ingredientes:

- 500 gramos de brócoli, cortado en ramilletes
- 2 patatas, peladas y picadas
- 4 tazas de caldo de verduras
- 1/2 cucharadita de romero seco
- 1/2 cucharadita de sal
- 1/2 taza de crema agria

Instrucciones:

1. Colocar el brócoli y las patatas en la olla instantánea. Verter el caldo y cerrar la tapa. Cocinar en el modo Sopa/Caldo durante 20 minutos a fuego alto. Liberar rápidamente y pasar a la batidora.

2. Triturar para mezclar e incorporar la crema agria y añadir la sal.

Nutrición:

- Calorías: 123
- Grasa: 13 g
- Fibra: 58 g
- Carbohidratos: 11 g; Proteínas: 12 g

Sopa de Brócoli con Gorgonzola

Tiempo de Preparación: 10 minutos

Tiempo de Cocción: 35 Minutos

Porciones: 4

Ingredientes:

- 500 gramos de queso Gorgonzola, desmenuzado
- 1 taza de brócoli, finamente picado
- 4 tazas de agua
- 1 cucharada de aceite de oliva
- 1/2 taza de leche entera
- 1 cucharada de perejil, picado finamente
- 1/2 cucharadita de sal
- 1/4 cucharadita de Pimienta negra, molida

Instrucciones:

1. Añadir todos los ingredientes a la olla instantánea, cerrar la tapa y cocinar en modo Sopa/Caldo durante 30 minutos a alta presión. Hacer una liberación rápida. Retirar la tapa y espolvorear con perejil fresco. Servir caliente.

Nutrición:

- Calorías: 132
- Grasa: 11 g
- Fibra: 50 g
- Carbohidratos: 18 g
- Proteínas: 12 g

Sopa de Comida Reconfortante

Tiempo de Preparación: 10 minutos

Tiempo de Cocción: 30 Minutos

Porciones: 8

Ingredientes:

- 1 taza de guisantes amarillos partidos

- 1 taza de lentejas rojas

- 1 cebolla grande picada en trozos grandes

- 2 zanahorias, peladas y cortadas en trozos grandes

- 5 dientes de ajo, picados

- 1/2 cucharadita de comino molido

- Sal y pimienta negra

- 8 taza de caldo de pollo

- 2 cucharadas de jugo de limón fresco

Instrucciones:

1. En la olla instantánea, colocar todos los ingredientes excepto el jugo de limón y revolver para unirlos.

2. Cerrar la tapa y colocar la presión.

3. Cocinar durante 30 minutos.

4. Seleccionar "Cancelar" y hacer una liberación "Natural".

5. Retirar la tapa y añadir el jugo de limón.

6. Servir caliente.

Nutrición:

- Calorías: 226

- Carbohidratos: 34.3 g

- Proteínas: 17.7 g

- Grasa: 2.1 g

- Sodio: 801 mg

- Fibra: 14.5 g

Estofado de Comida Agradable

Tiempo de Preparación: 20 minutos

Tiempo de Cocción: 1 hora 6 minutos

Porciones: 8

Ingredientes:

- 1/4 tazas de harina

- Sal y pimienta negra

- 1 Kg de paleta de cordero, cortadas en cubos de 1 pulgada

- 2 cucharadas de aceite de oliva

- 1/2 tazas de apio picado

- 1/2 tazas de zanahorias, peladas y picadas

- 1/2 tazas de hinojo picado

- 1/2 tazas de puerros, en rodajas

- 1 cucharadita de romero seco, triturado

- 2 cucharadas de brandy

- 1 lata de tomates picados

- 1 lata de garbanzos, escurridos y enjuagados

- 2 tazas de caldo de carne

- 1 hoja de laurel

- 2 cucharadas de perejil fresco picado

Instrucciones:

1. Unir la harina, la sal y la pimienta negra.

2. Añadir los cubos de cordero y mezclar para cubrirlos bien.

3. Colocar el aceite en la olla instantánea y seleccionar "Saltear". A continuación, añadir los cubos de cordero en 2 tandas y cocinar durante unos 4-5 minutos.

4. Con una espumadera, pasar los cubos de cordero a un tazón.

5. En la olla, añadir el apio, las zanahorias, el hinojo y cocinar durante unos 5 minutos.

6. Añadir el romero y el brandy y cocinar durante 1 minuto aproximadamente, raspando los trozos dorados del fondo.

7. Seleccionar "Cancelar" e incorporar los cubos de cordero cocido, los tomates, los garbanzos, el caldo y la hoja de laurel.

8. Cocinar durante unos 45 minutos.

9. Seleccionar "Cancelar" y hacer una liberación "Natural".

10. Retirar la tapa y servir caliente con el aderezo de perejil.

Nutrición:

- Calorías: 478

- Carbohidratos: 28.5 g

- Proteínas: 49.7 g

- Grasa: 17.4 g

- Sodio: 634 mg; Fibra: 5.7 g

Sopa de Garbanzos Emocionante

Tiempo de Preparación: 10 minutos

Tiempo de Cocción: 8 Minutos

Porciones: 6

Ingredientes:

- 2 cucharadas de aceite de oliva

- 1 taza cebolla picada

- 4-5 dientes de ajo, triturados

- 1 taza de zanahoria, pelada y picada

- 1 taza de tallo de apio, picado

- 2 as de garbanzos, escurridos y enjuagados

- 1 lata de tomates asados al fuego

- 2 cucharadas de pasta de tomate

- 1 cucharada de tomates secados al sol

- 1/2 taza de sémola cucharadita de canela molida

- 2 cucharaditas de comino molido

- 2 cucharaditas de pimentón

- 2 cucharaditas de cilantro molido

- Sal y pimienta negra

- 4 tazas de caldo de verduras

- 2 tazas de espinacas frescas, picadas

- 1 cucharada de jugo de limón fresco

Instrucciones:

1. En la olla instantánea, colocar todos los ingredientes excepto las espinacas y el jugo de limón y revolver para unirlos.

2. Cocinar durante unos 8 minutos.

3. Seleccionar "Cancelar" y hacer una liberación "Natural" durante unos 10 minutos.

4. Retirar la tapa y aplastar algunos frijoles con un machacador de papas.

5. Incorporar las espinacas y el jugo de limón y dejar reposar unos 5 minutos antes de servir.

Nutrición:

- Calorías: 352

- Carbohidratos: 50.5 g

- Proteínas: 18.2 g

- Grasa: 9.9 g

- Sodio: 938 mg

- Fibra: 14 g

Capítulo 8. Postres

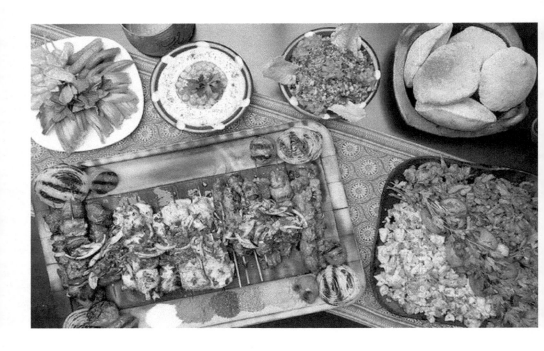

Pastel de Postre

Tiempo de Preparación: 10 minutos

Tiempo de Cocción: 18 minutos

Porciones: 12

Ingredientes:

- 1/3 taza de harina todo uso

- 1 paquete de queso crema

- 500 gramos de nada montada para decorar

- 1 paquete de pudín de chocolate instantáneo

- 1/2 taza de mantequilla, azúcar blanca

Instrucciones:

1. Precalentar el horno.

2. Mezclar la mantequilla, la harina y 1/4 de taza de azúcar hasta que la mezcla parezca pan rallado grueso. Hornear hasta que se dore ligeramente para dejar enfriar a temperatura ambiente.

3. Batir el queso crema y 1/2 taza de azúcar hasta obtener una mezcla homogénea. Incorporar la mitad de la nada montada. Extender la mezcla sobre la corteza enfriada.

4. Mezclar el pudín en el mismo tazón según las instrucciones del paquete. Extender sobre la mezcla de queso crema.

5. Adornar con el resto de la nada montada. Enfriar en la nevera.

Nutrición:

- Calorías: 376

- Grasa: 23 g

- Proteínas: 3.6 g

Bolas de Dátil

Tiempo de Preparación: 10 minutos

Tiempo de Cocción: 5 minutos

Porciones: 1

Ingredientes:

- 3/4 taza de nueces

- 12 dátiles Medjool

- 1/2 taza de mantequilla

- 1 taza de pistachos

- 1 taza de hojuelas de coco

Instrucciones:

1. Precalentar el horno.

2. Meter las nueces en una bandeja de horno y tostarlas durante 5 minutos.

3. Mezclar las nueces tostadas durante 30 segundos o hasta que estén uniformemente molidas. Transferir las nueces a un tazón mediano.

4. En el procesador de alimentos, triturar los dátiles Medjool y la mantequilla durante 2 minutos hasta que la mezcla se asemeje a una pasta.

5. Mezclar las nueces y la pasta de dátiles.

6. Colocar los pistachos molidos y las hojuelas de coco en un tazón pequeño separado.

7. Colocar y presentar cada bola de dátil en un mini molde para magdalenas, servir.

Nutrición:

- Calorías: 212

- Grasa: 25 g

- Proteínas: 3.6 g

Pecanas Recubiertas de Azúcar

Tiempo de Preparación: 10 minutos

Tiempo de Cocción: 1 hora

Porciones: 12

Ingredientes:

- 1 clara de huevo
- 1 cucharada de agua
- 500 gramos de mitades de pecanas
- 1 taza de azúcar blanca
- 1/2 taza de sémola cucharadita de canela molida

Instrucciones:

1. Precalentar el horno.

2. Mezclar las claras de huevo y el agua hasta que estén espumosas. Combinar el azúcar, añadir a la lista de ingredientes, y la canela en otro tazón.

3. Incorporar las pecanas a las claras de huevo y revolver para cubrir las nueces. Retirar las nueces y mezclarlas con el azúcar hasta que queden bien cubiertas.

4. Hornear durante 1 hora y batir cada 15 minutos.

Nutrición:

- Calorías: 328
- Grasa: 27.2 g
- Proteínas: 3.8 g

Crema para Untar de Jalapeños

Tiempo de Preparación: 10 minutos

Tiempo de Cocción: 3 minutos

Porciones: 32

Ingredientes:

- 2 paquetes de queso crema, ablandado
- 1/2 taza de mayonesa
- 1 (4-gramos) lata de pimientos verdes picados, escurridos
- gramos de chiles jalapeños picados, enlatados y escurridos
- 1 taza de queso parmesano rallado

Instrucciones:

1. Mezclar el queso crema y la mayonesa hasta que esté suave. Revolver los pimientos y los chiles jalapeños.

2. Verter la mezcla en el microondas y espolvorear con queso parmesano.

3. Calentar en el microondas a máxima potencia, unos 3 minutos.

Nutrición:

- Calorías: 110
- Grasa: 11.1 g
- Proteínas: 2.1 g

Eclairs Franceses Deliciosos

Tiempo de Preparación: 10 minutos

Tiempo de Cocción: 43 minutos

Porciones: 12

Ingredientes:

- 1/2 taza de mantequilla
- 1 taza de agua hirviendo
- 1 taza de harina tamizada
- 4 huevos
- Una pizca de sal

Instrucciones:

1. En una cacerola mediana, combinar la mantequilla, la sal y el agua hirviendo. Llevar a ebullición, luego reducir el fuego y añadir una taza de harina a la vez.

2. Retirar del fuego y añadir los huevos, de uno en uno, batiendo bien para incorporarlos completamente después de cada adición.

3. Colocar en una bandeja para hornear forrada y hornear durante 20 minutos en un horno precalentado a 450°F. Reducir la temperatura a 350°F y hornear durante 20 minutos más o hasta que se dore. Dejar enfriar y rellenar con nata montada azucarada o crema pastelera.

Nutrición:

- Calorías: 220
- Grasa: 17 g; Proteínas: 5 g

Capítulo 9. Aperitivos

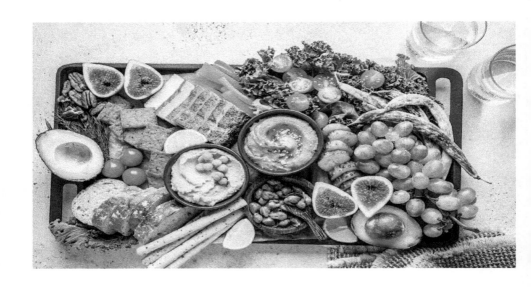

Aceitunas Animadas

Tiempo de Preparación: 5 minutos

Tiempo de Cocción: 10 minutos

Porciones: 8

Ingredientes:

- 1/2 taza de aceite de oliva extra virgen

- 2 dientes de ajo picados

- 2 cucharaditas de hojas frescas de tomillo

- 1 cucharadita de orégano seco

- 1/2 cucharadita de copos de pimienta roja

- 2 tazas de aceitunas mixtas

- 1 cucharada de jugo de limón recién exprimido

Instrucciones:

1. Calentar el aceite de oliva a fuego lento. Añadir el ajo, el tomillo, el orégano y los copos de pimienta roja y cocinar durante unos 2 minutos hasta que el ajo empiece a dorarse.

2. Añadir las aceitunas y revolver durante aproximadamente 1 minuto para cubrirlas con la mezcla de aceite.

3. Transferir la mezcla de aceitunas, incluido el aceite, a un tazón y mezclar con el jugo de limón.

4. Dejar marinar durante 1 hora antes de servir.

Nutrición:

- Calorías: 160

- Grasa Total: 17 g

- Proteínas: 0 g

Tapenade de Aceitunas

Tiempo de Preparación: 5 minutos

Tiempo de Cocción: 10 minutos

Porciones: 2

Ingredientes:

- 10 a 12 aceitunas carnosas, deshuesadas y picadas finamente
- 2 cucharadas de aceite de oliva extra virgen
- 1 cucharadita de jugo de limón recién exprimido
- 1 diente de ajo picado
- 1/2 cucharadita de alcaparras picadas
- 1/2 cucharadita de pasta de anchoas
- 2 o 3 hojas de albahaca frescas, picadas
- 1/2 cucharadita de copos de pimienta roja
- Una pizca de pimienta negra fresca molida

Instrucciones:

1. En un tazón, mezclar las aceitunas, el aceite de oliva, el jugo de limón, el ajo, las alcaparras, la pasta de anchoas, la albahaca, los copos de pimienta roja y la pimienta negra y batir bien.

Nutrición:

- Calorías: 144
- Grasa Total: 16 g
- Proteínas: 1 g
- Carbohidratos: 1 g

Garbanzos Picantes

Tiempo de Preparación: 5 minutos

Tiempo de Cocción: 10 minutos

Porciones: 6

Ingredientes:

- 1 lata de garbanzos, enjuagados y escurridos

- 3 cucharadas de aceite de oliva extra virgen

- 1 cucharadita de pimentón

- 1/2 cucharadita de sal

- 1/2 cucharadita de pimienta de cayena

Instrucciones:

1. Colocar los garbanzos y desprender todas las pieles blandas que puedas.

2. Calentar el aceite de oliva a fuego lento. Añadir los garbanzos y revolver para cubrirlos. Tostar lentamente los garbanzos, revolviendo de vez en cuando, hasta que queden un poco crujientes, unos 10 minutos.

3. Utilizar una cuchara para transferir los garbanzos a un tazón forrado con toallas de papel para absorber el exceso de aceite.

4. Pasar los garbanzos a un tazón de servir, espolvorear con el pimentón, la sal y la cayena, y mezclar para cubrir.

Nutrición:

- Calorías: 114

- Grasa Total: 8 g

- Proteínas: 3 g

- Carbohidratos: 8 g

Salsa de Humus en Capas

Tiempo de Preparación: 5 minutos

Tiempo de Cocción: 10 minutos

Porciones: 4

Ingredientes:

- 1 taza de humus clásico

- 1/2 taza de tomates finamente picados

- 1/4 taza de queso Fontina rallado

- 2 cucharadas de aceitunas kalamata sin hueso picadas

- 1 cucharada de condimento de pimiento dulce picante

Instrucciones:

1. Rociar el humus en el fondo de un tazón pequeño para servir.

2. Cubrir el humus con los tomates picados. Colocar una capa de queso, seguida de una capa de aceitunas kalamata.

3. Colocar con una cuchara el condimento de pimientos cherry en el centro. (No poner los pimientos por encima, para que los invitados puedan decidir si quieren añadirlos).

Nutrición:

- Calorías: 144

- Grasa Total: 8 g

- Proteínas: 5 g; Carbohidratos: 14 g

Capítulo 10. Platos de Verduras

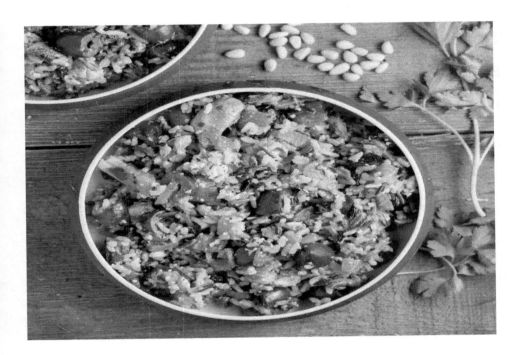

Batatas Rellenas de Frijoles Negros

Tiempo de Preparación: 10 minutos

Tiempo de Cocción: 40 minutos

Porciones: 4

Ingredientes:

- 4 batatas

- 500 gramos de frijoles negros cocidos

- 1/2 cucharadita de pimienta negra molida

- 1/2 cebolla roja, pelada y cortada en cubos

- 1/2 cucharadita de sal marina

- 1/4 cucharadita de cebolla en polvo

- 1/4 cucharadita de ajo en polvo

- 1/4 cucharadita de chile rojo en polvo

- 1/4 cucharadita de comino

- 1 cucharadita de jugo de lima

- 1/2 cucharadas de aceite de oliva

- 1/2 tazas de salsa de nata y anacardos

Instrucciones:

1. Extender las batatas en una bandeja de horno engrasada con papel aluminio y hornear durante 65 minutos a 350 grados f hasta que estén tiernas.

2. Mientras tanto, preparar la salsa, y para ello, batir la salsa de nata, la pimienta negra y el jugo de lima hasta que se combinen, reservar hasta que se necesite.

3. Cuando queden 10 minutos de cocción de las patatas, calentar un sartén con aceite. Añadir la cebolla para que se dore durante 5 minutos.

4. A continuación, añadir las especias, cocinar durante otros 3 minutos, añadir los frijoles hasta que se combinen, y cocinar durante 5 minutos hasta que estén calientes.

5. Dejar enfriar las batatas asadas durante 10 minutos, luego abrirlas, triturar la pulpa y cubrirla con la mezcla de frijoles, el cilantro y el aguacate, y luego rociar con la salsa de crema.

6. Servir inmediatamente.

Nutrición:

- Calorías: 387
- Grasa: 16.1 g
- Carbohidratos: 53 g
- Proteínas: 10.4 g

Ratatouille Vegetariano

Tiempo de Preparación: 10 minutos

Tiempo de Cocción: 40 minutos

Porciones: 4

Ingredientes:

- 2 cebollas rojas en rodajas

- 1 berenjena en rodajas

- 1 pimiento rojo en rodajas

- 2 calabazas en rodajas

- 2 tazas de salsa de tomate

- 1/4 tazas de queso parmesano

- Un puñado de orégano y tomillo

Instrucciones:

1. Ajustar el horno a 375 F.

2. Revolver la salsa de tomate en una bandeja de cerámica para hornear. Espolvorear la mitad del queso parmesano sobre la salsa.

3. Escoger una rebanada de cada verdura y alinearlas bien. Colocar las rodajas en una bandeja de horno y repetir el mismo orden. Terminar con una pizca del queso parmesano restante, y las hierbas.

4. Cocinar durante 35-40 minutos hasta que las verduras estén bien cocidas y un poco crujientes.

Nutrición:

- Calorías: 120
- Grasa: 3.5 g
- Carbohidratos: 20 g
- Proteínas: 2 g

Ensalada de Frijoles Negros y Quinoa

Tiempo de Preparación: 10 minutos

Tiempo de Cocción: 5 minutos

Porciones: 10

Ingredientes:

- 500 gramos de frijoles negros cocidos

- 1 pimiento rojo picado

- 1 taza de quinoa, cocida

- 1 pimiento verde descorazonado

- 1/2 tazas de queso feta vegano

Instrucciones:

1. En un tazón, colocar todos los ingredientes, excepto el queso, y revolver hasta que se incorporen.

2. Cubrir la ensalada con queso y servir enseguida.

Nutrición:

- Calorías: 64

- Grasa: 1 g

- Carbohidratos: 8 g

- Proteínas: 3 g

Coliflor Asada Glaseada con Balsámico

Tiempo de Preparación: 10 minutos

Tiempo de Cocción: 45 minutos

Porciones: 10

Ingredientes:

- 1 cabeza de coliflor

- 250 gramos de frijoles verdes, recortados

- 1 cebolla roja pelada y cortada en trozos

- 2 tazas de tomates cherry

- 1/2 cucharadita de sal

- 1/4 tazas de azúcar morena

- 3 cucharadas de aceite de oliva

- 1 taza de vinagre balsámico

- 2 cucharadas de perejil picado

Instrucciones:

1. Colocar los ramilletes de coliflor en una fuente de horno, añadir los tomates, los frijoles verdes y los trozos de cebolla alrededor, sazonar con sal y rociar con aceite.

2. Verter el vinagre en una cacerola, añadir el azúcar, llevar la mezcla a ebullición y cocinar a fuego lento durante 15 minutos hasta que se reduzca a la mitad.

3. Untar la salsa generosamente sobre los ramilletes de coliflor y luego asarlos durante 1 hora a 400°F hasta que estén cocidos, pincelando la salsa frecuentemente. Decorar.

4. Cuando esté hecho, adornar las verduras con perejil y servir.

Nutrición:

- Calorías: 86

- Grasa: 5.7 g

- Carbohidratos: 7.7 g

- Proteínas: 3.1 g

Capítulo 11. Salsas y Marinados

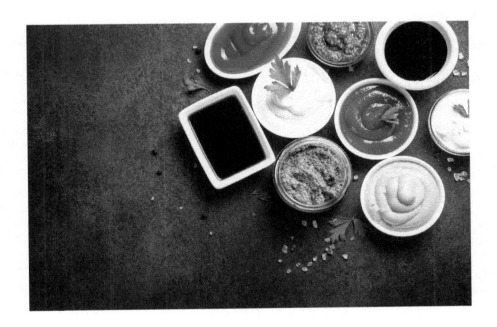

Humus en Olla Instantánea

Tiempo de Preparación: 10 minutos

Tiempo de Cocción: 1 hora

Porciones: 6-8

Ingredientes:

- 1 taza de garbanzos secos

- 1 cabeza de ajo, machacada

- 2 hojas de laurel

- 1 cebolla cortada por la mitad

- 1/2 cucharadita de sal fina

- 4 tazas de agua fría

- 1 cucharadita de comino molido

- 6 dientes de ajo, triturados

- 1 taza de tahini

- 1/4 taza de jugo de limón

Instrucciones:

1. Enjuagar bien los garbanzos bajo el agua fría.

2. Añadir los garbanzos, las hojas de laurel, la cabeza de ajo y la mitad de la cebolla en la olla instantánea. Añadir la sal. Verter el agua y mezclar. Colocar la válvula en posición de ventilación, cerrar la tapa y girar la perilla a la posición de sellado. Cocinar y

liberar de forma natural durante 20 minutos. Abrir la tapa con cuidado.

3. Remojar 6 dientes de ajo en jugo de limón recién exprimido en una licuadora durante 20-30 minutos antes de licuar. Desechar las cebollas y las hojas de laurel. Escurrir bien los garbanzos y los dientes de ajo y reservar los garbanzos y el líquido. Licuar el ajo y el jugo de limón en una licuadora.

4. Añadir los garbanzos, el diente de ajo cocido, el comino molido y 3/4 de taza del líquido de los garbanzos al jugo de limón del ajo en la batidora. Licuar los garbanzos a la velocidad más baja, y luego aumentar lentamente a la velocidad alta. Licuar hasta que quede suave

5. Sazonar con sal al gusto.

Nutrición:

- Calorías: 293

- Proteínas: 11 g

- Grasa Total: 18 g

- Carbohidratos: 27 g

Salsa de Tomate en Olla Instantánea

Tiempo de Preparación: 10 minutos

Tiempo de Cocción: 50 minutos

Porciones: 3 tazas

Ingredientes:

- 4 tomates medianos maduros, picados
- 1 cebolla pequeña, pelada, recortada por la raíz y cortada por la mitad
- 6 cucharadas de mantequilla
- 4 ramitas de albahaca
- 1 cucharadita de sal marina

Instrucciones:

1. Mezclar todos los ingredientes y colocar la válvula en posición de sellado, y luego presionar el botón de alta presión manual para ajustar el tiempo a 8 minutos.

2. Presionar "Mantener Caliente/Cancelar" para desactivar el modo de calentamiento. Liberar rápidamente la presión. Cuando termine, retirar la tapa.

3. Triturar la salsa en una batidora hasta conseguir la consistencia deseada. Dejar la cebolla dentro mientras se licua, o retirarla.

Nutrición:

- Calorías: 121
- Proteínas: 1 g
- Grasa Total: 12 g; Carbohidratos: 4 g

Salsa de Espaguetis Casera en Olla Instantánea

Tiempo de Preparación: 10 minutos

Tiempo de Cocción: 25 minutos

Porciones: 6

Ingredientes:

- 500 gramos de salchicha italiana molida
- 1 cebolla amarilla, cortada en cubos
- 1 taza de caldo de carne
- 1 lata de 1,5 kg de tomates triturados
- 1/2 lata de 500 gramos de tomates picados
- 2 cucharadas de pasta de tomate
- 1 hoja de laurel
- 2 cucharaditas de albahaca seca
- 1 cucharadita de ajo en polvo
- 1/2 cucharadita de orégano seco
- 1 cucharadita de azúcar morena
- Sal y pimienta

Instrucciones:

1. Configurar su olla instantánea y luego añadir la salchicha cuando esté caliente. Usar una cuchara de madera para mover las

salchichas y dorarlas por todos los lados. Añadir las cebollas y dejar que se ablanden durante 3 minutos.

2. Desglasar la olla con el caldo de carne, y luego añadir todos los tomates, la pasta de tomate, la hoja de laurel, la albahaca, el ajo en polvo, el orégano y la azúcar morena.

3. Cubrir la olla y asegurar la tapa. Asegurarse de que el ajuste de la válvula es de sellado. Programar manualmente a alta presión y cocinar durante 10 minutos.

4. Retirar la tapa con cuidado y revolver la salsa. Descartar la hoja de laurel y añadir sal y pimienta al gusto. La salsa ya está lista.

Nutrición:

- Calorías: 145

- Proteínas: 7 g

- Grasa Total: 9 g

- Carbohidratos: 8 g

Salsa de Carne Siciliana en Olla Instantánea

Tiempo de Preparación: 10 minutos

Tiempo de Cocción: 70 minutos

Porciones: 6

Ingredientes:

- 3 cucharadas de aceite de oliva

- 1 Kg de costillas de cerdo deshuesadas, recortadas

- 1 cebolla picada

- 5 dientes de ajo picados

- 1 lata de 1,5 kg de tomates picados

- 1 lata de pasta de tomate italiana

- 3 hojas de laurel

- 2 cucharadas de perejil fresco picado

- 2 cucharadas de alcaparras picadas

- 1/2 cucharadita de albahaca seca

- 1/2 cucharadita de romero seco machacado

- 1/2 cucharadita de tomillo seco

- 1/2 cucharadita de copos de pimienta roja triturados

- 1/2 cucharadita de sal

- 1/2 cucharadita de azúcar

- 1 taza de caldo de carne

- 1/2 taza de vino tinto seco

Instrucciones:

1. Seleccionar la opción de saltear en la olla instantánea y añadir 2 cucharadas de aceite de oliva. A continuación, revolver y reservar.

2. Añadir el resto del aceite, saltear la cebolla durante 2 minutos, luego añadir el ajo y cocinar durante otro minuto.

3. Añadir el resto de los ingredientes y luego transferir la carne de nuevo a la olla instantánea. Verter el caldo y el vino tinto, y llevar a ebullición. Cerrar la tapa y ajustar a presión alta manual durante 35 minutos.

4. Una vez procesada la cocción, liberar ligeramente durante 10 minutos y luego soltar rápidamente el resto de la presión.

5. Retirar la carne de la olla a presión, desmenuzar, desechar el hueso y devolver la carne a la salsa.

6. Servir sobre su pasta favorita.

Nutrición:

- Calorías: 214

- Proteínas: 16 g

- Grasa Total: 11 g

- Carbohidratos: 13 g

Capítulo 12. Pan y Pizza

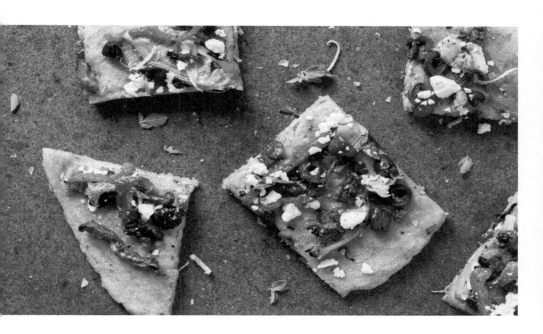

Panini de Mezcla de Aguacate y Pavo

Tiempo de Preparación: 5 minutos

Tiempo de Cocción: 8 minutos

Porciones: 2

Ingredientes:

- 2 pimientos rojos, asados y cortados en tiras
- 125 gramos de pechuga de pavo ahumada con mezquite en rodajas finas
- 1 taza de hojas de espinacas frescas enteras
- 2 rebanadas de queso provolone
- 1 cucharada de aceite de oliva
- 2 panecillos de chapata
- 1/4 taza de mayonesa
- 1/2 aguacate maduro

Instrucciones:

1. En un tazón, mezclar bien la mayonesa y el aguacate. A continuación, precalentar la prensa para paninis.

2. Cortar los panecillos por la mitad y untar el interior del pan con aceite de oliva. A continuación, llenar con el relleno, colocando capas a medida que avanzas: provolone, pechuga de pavo, pimiento rojo asado, hoja de espinacas, y extender la mezcla de aguacate y cubrir con la otra rebanada de pan.

3. Colocar el sándwich en la prensa para paninis y cocinar en la parrilla de 5 a 8 minutos hasta que el queso se haya derretido y el pan esté crujiente y con bordes.

Nutrición:

- Calorías: 546

- Grasa: 34.8 g

- Carbohidratos: 31.9 g

- Proteínas: 27.8 g

Burrito de Pepino, Pollo y Mango

Tiempo de Preparación: 5 minutos

Tiempo de Cocción: 20 minutos

Porciones: 1

Ingredientes:

- 1/2 pepino mediano cortado verticalmente

- 1/2 mango maduro

- 1 cucharada de aderezo de ensalada a elección

- 1 tortilla de trigo integral

- Rebanada de pechuga de pollo de unos 15 centímetros de grosor

- 2 cucharadas de aceite para freír

- 2 cucharadas de harina de trigo integral

- De 2 a 4 hojas de lechuga

- Sal y pimienta al gusto

Instrucciones:

1. Cortar una pechuga de pollo en tiras de una pulgada y sólo cocinar un total de 6 tiras de una pulgada. Esto sería como dos tiras de pollo. Guardar el pollo restante para utilizarlo en el futuro.

2. Sazonar el pollo con pimienta y sal. Pasar por harina integral.

3. A fuego medio, colocar un sartén pequeño y antiadherente y calentar el aceite. Una vez que el aceite esté caliente, añadir las tiras de pollo y freír hasta que se doren unos 5 minutos por cada lado.

4. Mientras se cocina el pollo, colocar los envoltorios de tortilla en el horno y cocinarlos de 3 a 5 minutos. Luego dejar a un lado y trasladar a un plato.

5. Cortar el pepino verticalmente, utilizar sólo la mitad y guardar el resto. Pelar el pepino cortado en cuartos y quitarle la corteza. Colocar las dos rodajas de pepino en el envoltorio de la tortilla, a una pulgada del borde.

6. Cortar el mango en rodajas y guardar la otra mitad con la semilla. Pelar el mango sin semilla, cortarlo en tiras y colocarlo encima del pepino en el envoltorio de tortilla.

7. Una vez cocido el pollo, colocar el pollo junto al pepino en una línea.

8. Añadir la hoja de pepino, rociar con el aderezo de ensalada de su elección.

9. Enrollar la tortilla, servir y disfrutar.

Nutrición:

- Calorías: 434

- Grasa: 10 g

- Carbohidratos: 65 g

- Proteínas: 21 g

Fattoush–Pan de Medio Oriente

Tiempo de Preparación: 10 minutos

Tiempo de Cocción: 15 minutos

Porciones: 6

Ingredientes:

- 2 rebanadas de pan de pita
- 1 cucharada de aceite de oliva extra virgen
- 1/2 cucharadita de zumaque, más para después
- Sal y pimienta
- 1 corazón de lechuga romana
- 1 pepino inglés
- 5 tomates romanos
- 5 cebollas verdes
- 5 rábanos
- 2 tazas de hojas de perejil fresco picado
- 1 taza de hojas de menta fresca picada

Para el Aderezo:

- 1/2 lima, en jugo
- 1/3 taza de aceite de oliva extra virgen
- Sal y pimienta

- 1 cucharadita de zumaque molido

- 1/4 taza de sémola cucharadita de canela molida

- 1/4 cucharadita de pimienta de Jamaica molida

Instrucciones:

1. Tostar durante 5 minutos el pan de pita en el horno tostador y luego romper el pan de pita en trozos.

2. En un sartén grande a fuego medio, calentar 3 cucharadas de aceite de oliva durante 3 minutos. Añadir el pan de pita y freírlo hasta que se dore, unos 4 minutos mientras se revuelve.

3. Añadir la sal, la pimienta y 1/2 cucharadita de zumaque. Apartar los trozos de pita del fuego y ponerlos a escurrir en papel de cocina.

4. Mezclar bien la lechuga picada, el pepino, los tomates, las cebollas verdes, el rábano en rodajas, las hojas de menta y el perejil en una ensaladera grande.

5. Para hacer la vinagreta de lima, batir todos los ingredientes en un tazón pequeño.

6. Incorporar el aderezo a la ensalada y mezclar bien. Mezclar con el pan de pita.

7. Servir y disfrutar.

Nutrición:

- Calorías: 192, Grasa: 13.8 g

- Carbohidratos: 16.1 g; Proteínas: 3.9 g

Focaccia de Ajo y Tomate Sin Gluten

Tiempo de Preparación: 5 minutos

Tiempo de Cocción: 20 minutos

Porciones: 8

Ingredientes:

- 1 huevo

- 1/2 cucharadita de jugo de limón

- 1 cucharada de miel

- 4 cucharadas de aceite de oliva

- Una pizca de azúcar

- 1/4 taza de agua tibia

- 1 cucharada de levadura seca activa

- 2 cucharaditas de romero picado

- 2 cucharaditas de tomillo picado

- 2 cucharaditas de albahaca picada

- 2 dientes de ajo, picado

- 1/4 cucharadita de sal marina

- 2 cucharaditas de goma xantana

- 1/2 taza de harina de mijo

- 1 taza de almidón de patata, no de harina

- 1 taza de harina de sorgo

- Harina de maíz sin gluten para espolvorear

Instrucciones:

1. Durante 5 minutos, encender el horno y luego apagarlo manteniendo la puerta del horno cerrada.

2. Combinar agua tibia y una pizca de azúcar. Añadir la levadura y mezclar suavemente. Dejar reposar durante 7 minutos.

3. En un tazón grande, batir bien las hierbas, el ajo, la sal, la goma xantana, el almidón y las harinas. Verter la levadura en el tazón de la harina una vez que haya terminado de fermentar. Batir el huevo, el jugo de limón, la miel y el aceite de oliva.

4. Mezclar bien y colocar en un molde cuadrado bien engrasado y espolvoreado con harina de maíz. Cubrir con ajo fresco, más hierbas y rodajas de tomate. Colocar en el horno calentado y dejar fermentar durante media hora.

5. Encender el horno a 375°F y después de precalentarlo, dejarlo durante 20 minutos. La focaccia está hecha cuando la parte superior está ligeramente dorada. Retirar del horno y del sartén inmediatamente y dejar enfriar. Se sirve mejor cuando está caliente.

Nutrición:

- Calorías: 251

- Grasa: 9 g

- Carbohidratos: 38.4 g ; Proteínas: 5.4 g

109

Conclusión

La dieta mediterránea hace hincapié en los alimentos frescos, como las frutas y las verduras, en combinación con los cereales integrales. Es baja en carne roja y alta en pescado, carne blanca, nueces y frijoles. Esta dieta tiene muchos tipos de grupos de alimentación para ayudarle a aportar variedad a su DÍA: pan (integral), frijoles/lentejas/nueces/semillas, bayas/verduras, lácteos (bajos en grasa), aceite de oliva, pescado/carne refrigerada o sin cocinar (preferiblemente pescado graso), vino y alcohol ilimitados (normalmente no más de 1 vaso diario), queso (bajo en grasa), fruta (fresca), berenjena, patatas (sin pelar), col (cruda) y pasta (integral).

Añade verduras adicionales a las comidas, como los tomates. No cocines demasiado las carnes. Para reducir el riesgo de cáncer, todas las carnes deben cocinarse a la parrilla o a fuego lento que no dore la carne. Es mejor utilizar filetes en lugar de hamburguesas o carne molida. Asegúrate de que las carnes blancas sean de pollo o pavo, y no carnes oscuras, incluyendo el hígado o los huesos. Utiliza cortes sin grasa de carne de res/cerdo, como el bistec redondo o el lomo, en lugar de cortes más grasos como el solomillo o el bistec de costilla. El pescado debe ser de carne firme y con piel, y frito en aceite bastante ligero, como el de oliva, en lugar de frito en mantequilla o margarina, ya que esto puede aumentar el número de calorías que se ingieren por ración. Utiliza siempre carne blanca de pavo en lugar de pechuga de carne oscura para las recetas que pidan un tipo de carne, ya que la carne blanca tiene menos grasa por ración que la pechuga de pollo de carne oscura.

Todas las frutas deben comerse crudas para aportarles sabor y su contenido vitamínico, que incluye la vitamina C y otras. La salud mediterránea es un estilo de vida saludable que incluye comer mucha fruta fresca, muchas verduras, cereales integrales y grasas saludables, cantidades moderadas de alcohol, marisco y carne de ave, y realizar actividad física. La dieta mediterránea es un patrón de alimentación saludable recomendado para las personas que viven en climas nórdicos y que tienen un bajo riesgo de desarrollar enfermedades cardiovasculares o diabetes. Se llama dieta mediterránea porque se originó en Grecia, Turquía y los países del sur del Mediterráneo. Estos países (y otros de la región) comparten muchas similitudes culturales y culinarias.

La dieta mediterránea, a menudo llamada estilo de vida mediterráneo, ha tenido mucha prensa últimamente. Cada vez son más las personas que intentan comer de forma más saludable o que simplemente empiezan a pensar en lo que comen. La dieta mediterránea, a veces llamada dieta mediterránea tradicional o estilo de vida tradicional, se diseñó originalmente para quienes trabajaban en las granjas. Contienen alimentos que dan lugar a corazones sanos y cuerpos robustos. Muchos llaman a la dieta mediterránea la "dieta del bikini". Por sorprendente que sea, no hay mucha diferencia entre la dieta mediterránea y la dieta Atkins. Las tres se centran en el consumo de alimentos saludables. La dieta mediterránea se basa en el hecho de que los alimentos suelen contener más de un nutriente. La mayoría de las frutas y verduras tienen algo de grasa o azúcar. La idea es comer una variedad de alimentos de todas las partes del mundo, y eso incluye diferentes tipos de carnes, quesos, cereales, legumbres, frutos secos y otros alimentos.

Además de ser una forma estupenda de comer bien de forma natural, la dieta mediterránea es buena para la salud. Se ha demostrado que ayuda a perder peso y a prevenir enfermedades cardiovasculares. También favorece el mantenimiento del peso una vez que se ha perdido. Los estudios han demostrado que puede reducir los niveles de colesterol en personas obesas, así como reducir la presión arterial en personas con hipertensión. Las personas con colesterol alto pueden reducir sus niveles siguiendo una dieta mediterránea. Los estudios también han demostrado que puede ayudar a combatir el cáncer de forma natural, haciendo que los tumores se reduzcan más rápidamente que con otros regímenes dietéticos.

Lightning Source UK Ltd.
Milton Keynes UK
UKHW022138100521
383500UK00003B/264